Glimtar från ett barnsjukhus

Glimpses from a Children's Hospital

Karin Oswald

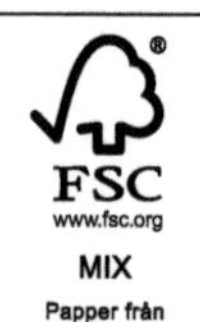
FSC
www.fsc.org
MIX
Papper från
ansvarsfulla källor
Paper from
responsible sources
FSC® C105338

Glimtar från ett barnsjukhus

Glimpses from a Children's Hospital

Karin Oswald

barnspecialistundersköterska

child specialist nurse assistant

Illustration by Hien Wollinger

© Karin Oswald 2016
Förlag: BoD – Books on Demand, Stockholm,
Sverige
Tryck: BoD – Books on Demand, Norderstedt,
Tyskland
ISBN: 978-91-7699-286-9

The only way to do great work

is to love what you do.

Steve Jobs

Hur *kan* du jobba med sjuka barn!

Ibland är tonfallet nästan
anklagande.

Som om det var jag
som gjort dem sjuka.

Jag önskar att mitt jobb inte fanns.

Att det inte skulle finnas sjuka barn.

Men nu finns de,

och jag vill få dem att må bättre,

eller åtminstone ha det så bra de kan.

Så enkelt är det.

How can you work with
sick children!

Sometimes the tone is
almost accusing.

As if I'm the one
who has made them sick.

I wish that my job wasn't needed,

that there were no sick children in
the world.

But here they are,

and I want to make them feel better,

or at least make them as comfortable
as possible.

It's as simple as that.

I min knutna hand

ryms den allra minsta blöjan.

Bedårande

och beklämmande

på samma gång.

In my clenched fist

I can hide the smallest diaper.

Adorable

and sad

at the same time.

Du skulle kunna rymmas

i min handflata,

om inte din hud vore

för ömtålig

för att bli vidrörd.

You could fit in the palm of my hand

if your skin wasn't too fragile

to touch.

Lilla pyret i kuvösen.

Hur kan kampen för överlevnad

vara så tyst?

Tiny one in the incubator.

How can the fight for survival

be so quiet?

På neonatalen
var du en stadig klimp.

Tvåtusennio gram!

Stor nog att flytta till
barnavdelningen.

Här är du en av de absolut minsta vi
någonsin sett.

Noll till arton år.

Två till etthundratjugo kilo.

In the neonatal section
you were a giant.

Two point fortytwo pounds!

Time to move to the children's
section.

Here, you're one of the smallest
we've ever seen.

Zero to eighteen years.

Two point four to

two hundred and sixtyfour pounds.

I sytrådstunna kärl

kämpar sjuksköterskorna för att

sätta en infart.

Att de törs!

In veins thin as threads

the nurses struggle

to place an entrance.

They are so brave!

Vad drömmer du om natten,
lilla vän?

Du

som aldrig varit utanför

dessa väggar.

What are your dreams about
in the night,
little one?

You,

who never have been outside

these walls.

Ett storögt litet pyre bärs runt

i vit patientskjorta

med glitter i håret

Och respiratorn

som stjärngosse.

A wide eyed little one

in white hospital shirt

and tinsel in the hair

is carried around as Lucia,

the Swedish queen of light and
winter

With the respirator

as the Star Boy.

Nej!

säger parveln bestämt.

Ett alldeles nyinlärt ord,
ett av de första.

Ett praktiskt ord,

men tyvärr inte alltid

så verkningsfullt

just här.

No!

the toddler says firmly.

A new word,
one of the first.

A handy word,

unfortunately not always

effective in a hospital.

Tid och distraktion
är undersköterskans verktyg.
Sätter mig på huk en bit ifrån det
gallskrikande barnet.
Titta, vilken fin nalle du har!
Snyftningarna upphör.
Kom, vi ska se hur lång mamma är!
Oj, vad lång!
Hur lång är du, tror du? Ska vi se?
Den här klämman ska vi sätta
på pappas finger!
Ser du de lysande siffrorna här?
Vad tror du att du får för siffror?
Tillitsfullt sträcks ett finger mot mig.
Inget farligt?
Nej, inget farligt.

En halvtimme senare
har jag alla siffror.
Barnet vinkar hejdå,
och jag är ruskigt nöjd
med mig själv!

Time and distraction
are the tools of the nurse assistant.
Not too close to the screaming child,
I sqat and admire the teddy bear.
When the sobs cease, I ask:
Shall we see how tall mommy is?
Wow, that is tall!
Let's see how tall *you* are!
Now we will put this clamp
on dad's finger!
Can you see the digits?
What do you think yours will be?
Eventually, a small finger is
stretched towards me.
Not dangerous?
No, not dangerous.

Thirty minutes later, I have all the
numbers I need.
The child waves goodbye,
and I'm very pleased with myself!

Det kraniosynostosopererade barnet

ser vaksamt på mig

med huvudet inlindat i ett stort
bandage.

Jag hör nästan tankarna:

Du, någon har just sågat i mitt
huvud.

Jag har all rätt att se skeptisk ut!

The child with craniosynostosis

has a vigilant glimpse in its eyes

and a huge bandage around its head.

I can almost hear its thoughts:

Hey, someone has just sawn
in my head.

I'm entitled to look suspicious!

Ibland är det nyttigt att hospitera på
BB

för att påminnas om

att de allra flesta

barn föds

friska.

Sometimes I want to visit

the maternity ward

to be reminded of

that most babies

are born

healthy.

En av yrkesskadorna är

att man inte kan få Babblarna

ur huvudet!

One of the occupational damages is

that you can't get the
Sesame Street songs

out of your head!

Det var en gång

för inte alls så länge sedan

en attityd som sade att barn
inte har ont.

Bedövning och smärtlindring var
onödigt.

Sövning inför operation likaså.

Föräldrarna tilläts kortare besök,

men om barnet blev ledset
när de gick,

så var det nog bäst
att de inte kom alls.

Det var en gång
en sann mardröm.

Once upon a time

not too long ago

there was this belief

that children couldn't feel any pain.

Neither anesthesia nor pain relief
was believed to be necessary.

Parents were allowed short visits,

but if the child was upset
when they left,

it was better
that they didn't come at all.

Once upon a time

there was a living nightmare.

Lättvårdsrum i korridoren

innan operationen.

Larmknapp finns,

inte som på avdelningen,

som en ringklocka,

utan för oväntade, akuta situationer.

Femåringen kommenterar glatt:

Till exempel om jag får en
hjärnblödning igen!

Döljer en invärtes krock av
överraskning och skrattlystnad.

Precis. Då är det bra att larma!

Rooms in the corridor for Easy Care,
before the surgery.

There's a Redkey,
not to be used just to get our
attention, as in the section,
but only for unexpected
emergencies.

The five-year-old's carefree
comment:

For example, if I get another cerebral
haemorrhage!

I suppress the collision between
surprise and the need to laugh.

Exactly. That's a good time to press
the Redkey!

Var försiktig!

Jag nickar allvarligt när jag ska ta
bort infarten på nallen.

Även nallar kan ha ont.

Be careful!

I nod gravely when I remove the
entrance on the teddy.

Even teddybears can be in pain.

Jublet sprider sig:

Äntligen har sjutton bajsat!

Där förstoppning och

tarmdysfunktion

är vardag,

får ordet "skitsnack"

en helt annan innebörd!

Cheering in the staff room:

Finally! The child in room 17
has pooped!

Where constipation and

bowel dysfunction

are everyday issues,

the expression "talk shit"

has another meaning!

Jag är ledsen!

Olycklig förälder,
vill inte besvära oss,
men barnet och dess säng
är fulla av bajs.

Var inte det!

Vi är bara glada över
att hon inte är förstoppad!

Och det är sant!

I'm so sorry!

Unhappy parent, doesn't want to
bother us, but the child
and the whole bed
is covered in poop.

Don't be sorry!

We're just happy that she's not
constipated!

And it's true!

Var skulle du stoppa in
den där slangen, sade du?

Vantrogen, halvt skräckslagen blick.

För tonåringarna kan det
preoperativa klyxet vara betydligt
värre

än själva operationen.

Where did you say you were going
to put that tube?

Terrified eyes on the catheter
in my hand.

For the teenagers, the preoperative
enema can be far worse

than the surgery itself.

Att ge klyx är inte svårt.

Att ge det utan integritetskränkning

är en helt annan sak.

To give an enema isn't difficult.

To give it without invasion
of privacy

is a different matter.

Sanningens ögonblick -

hur mycket längre har du blivit

efter scoliosoperationen?

Sex centimeter!

En halv centimeter längre än pappa!

Dubbelt lyckad operation!

The moment of truth:

How much taller have you become

after the scoliosis surgery?

More than two inches!

Taller than dad!

A double success!

Fem centimeter längre
lämnar hon oss,

rak i ryggen,

stolt som en drottning!

Two inches taller

she leaves us

with a straight back,

proud as a queen!

Benförlängning:

Ett kapat ben vill läka.

Ilizarov-ramen med skruvar

håller isär brottytorna

lurar fram celler

tills benet är tillräckligt långt.

Vansinne och genialitet

ligger ofta väldigt nära varandra!

Bone lengthening:

A broken bone wants to heal.

The Ilizarov frame with screws

keeps the fracture apart

deludes the body

into creating new cells

until the bone is long enough.

There's a fine line

between genius and madness!

Inget smakar så illa

som smaksatt medicin.

Skogsbär?

I vilket universum då?

Nothing tastes as horrible

as flavoured medicine.

Fruit of the forest?

In what universe?

Det går inte ens att beskriva

hur illa en del näringsdropp luktar.

Smaklig måltid, lilla vän!

I can't even begin to describe

the stench of some nutritional drips.

Bon appetit, my dear!

Pannkakor

och

Piggelin

har sin egen tårtbit

i vårdens kostcirkel.

Pancakes

and

Popsicles

have their own section

in the hospital's eating circle.

Att du hade sinnesnärvaro nog att
ringa 112!

Tonåringen rycker nonchalant
på axlarna.

Vad skulle jag göra då?

Jag hade ju en kniv
rakt genom foten!

How could you stay calm enough to
call 911!

The teenager shrugs.

What else could I do?

I had a knife through my foot!

Ingenting vet jag om dig

och ditt liv.

Att tvingas stanna kvar en natt till
på sjukhus
med ditt barn som brutit benet
kanske är allt som krävs för att få din
bägare att rinna över.

Du blir inte hjälpt av att veta att
salen bredvid just fått besked om
en obotlig hjärntumör.

Det är mitt jobb att hålla det i
minnet.

Men det är inte lätt.

I know nothing about you
and your life.

To be forced to stay another night
at the hospital
with your child who has a broken leg
might be the last drop
that fills your cup
and pushes you over the edge.

It won't help you to knowthat there
is a lethal brain tumour
in the next room.

It's my job to keep that in mind.

But it's not easy.

Gråtande föräldrar

som bara vill härifrån

är vår vardag.

Det är de som trivs här

och vill stanna kvar

som vi funderar över.

Crying parents

who just want to go home

is only natural.

But when someone likes it here

and wants to stay

we begin to wonder.

Föräldern tar oss i försvar

när tonåringen ger oss

det onda ögat.

Jag tycker de är jättesnälla!

Djup fnysning.

Det är inte dig de sticker!

The parent defends us

when the teenager gives us

the evil eye.

I think they are really nice!

Scornful snort.

They're not pricking *you*
with a needle!

Tårar och bråk.

Det gör ont när du borstar, mamma!

Instängda på rummet

dag efter dag

sliter på själen lika mycket

som borsten sliter i håret.

Får jag lov att försöka?

Stora ögon, jakande nick.

Ibland handlar omvårdnaden om

en stunds avbrott.

Tears and fighting.

It hurts when you brush my hair,
mom!

To be trapped in that room

day after day,

the tearing brush is equal to

the tearing on the soul.

May I try?

Wide eyes, nodding.

Sometimes, caregiving is all about

a short moment of interruption.

Fråga pappa om du får lov att följa
med mig och tömma sopor!

Förväntansfullt skuttar hon iväg.

Omvårdnad kan också handla om

att se syskonet en liten stund.

Ask daddy if you can come with me
to emty the garbage!

Full of anticipation,
she scampers away.

Caregiving can also be

to notice the sibling.

Föräldrarna

är vår största tillgång

i omvårdnaden.

Att lyssna på dem

och se till att de mår så bra de kan

är väl investerad tid.

The parents

are our greatest assets

when it comes to caregiving.

Listening to them

and making sure that they are ok

is time well invested.

Jag vet att du är stressad

och orolig

Och jag är här för att hjälpa ditt barn

Men rent generellt

känns det bättre

att bli ombedd

än kommenderad.

I know that you are under pressure

and worry about your child

And I'm here to help

But it feels better

to be asked

than to be

commanded.

Efter en tid

tappar vissa föräldrar

sin egen integritet.

Men visst.

Y-front med Tre Kronor

är ju en klassiker.

Spending too much time at the
hospital

deprives some parents

of their own integrity.

But, sure.

Briefs with the Swedish coat of arms

is a classic.

Hej, det är vi som ska jobba ikväll.

Vi vill gärna höra hur dagen har
varit,
planera kvällen tillsammans
och se om ni har några frågor.

Du ska inte fundera på att
åtminstone göra en paus i ditt
telefonsamtal
nu när vi pratar om ditt barn?

Inte?

Nå.

Ring om ni vill något.

Du kan använda mobilen
om det känns bättre.

Säger jag inte.

Tyst min mun.

Hello, we're the evening staff.

We'd like to learn about your day,
plan the evening together
and see if you have any questions.

Maybe you should concider taking a
short break from your phone call,
since we're talking about your child?

No?

Ok.

Just give us a call if you need us.

You can use your cell phone
if that makes you feel better.

The last sentence stays in my mind,
though.

Snälla föräldrar

Försök inte trösta ert barn med
frasen

"snart är det klart"!

Oftast är det inte sant.

Please

don't try to comfort you child

with the phrase:

"It'll be over soon!"

Most of the time,

it's not true.

Batteridriven ljusslinga på
droppställningen

och

tiara i håret.

-Gott nytt år!

Battery powered light trail

on the IV pole

and a tiara

in her hair.

-Happy new year!

-Kommer det att göra ont?

En lögn för att stilla oron

gör långt värre skada

än det jag måste svara:

-Ja. Det kommer att göra ont.

-Will it hurt?

A calming lie

would do far more damage

than the truth:

-Yes. It will hurt.

Om du slipper idag, lovar du mig då
att göra det imorgon?

Frågan är tillämpad
utvecklingspsykologi:

De yngsta kan vi inte fråga.
För dem är imorgon
ett abstrakt begrepp.

De mellanstora lovar,
men har inte förmågan att
hantera kompromisser
och kommer troligen att vägra igen.

Men för tonåringen är frågan som
balsam för den sjukhusskadade
integriteten.

If I let you skip this today,
will you promise to cooperate
tomorrow?

Applied developmental psychology:

The youngest, we can't ask.
Tomorrow is too abstract.

Little older, they promise
but lack the capacity
to handle compromises
and will probably refuse again.

But for the teenager,
the question is like balm for the
damaged integrity.

-Busar du med oss?

Ögonen i den totalförlamade

kroppen glittrar.

Bus är relativt.

-You're a little rascal, aren't you?

Glittering eyes in the

totally paralyzed body.

Mischief has many faces.

Höga tjut inifrån ettan.

Ingen larmar,

men jag håller mig i närheten,

smått oroad.

Det här barnet borde inte ha ont.

Så öppnas dörren.

Ut kommer sjukhusclownerna.

En välkommen omväxling

när skriken från salarna

är av skratt!

Loud cries from room one.

No Redkey signal,

but I stay close,

a bit worried.

This child shouldn't be in pain!

Then the door openes,

and the hospital clowns come out.

A welcome change

when the noise from the rooms

are screams of laughter!

Det sägs att den svåraste
yrkesprofessionen på en cirkus
är att vara clown.

Den svåraste clownprofessionen
är att vara sjukhusclown.

Här välsignas vi med
de bästa av de bästa!

It is said that the most difficult
profession in the circus
is to be a clown.

The most difficult task for a clown,
is to be a hospital clown.

Here, we are blessed with
the best of the best!

Sjukhusclowner, läkare, kirurger,
sjuksköterskor, undersköterskor,
köksbiträden, vårdbiträden,
avdelningschefer,
bemanningsassistenter, sekreterare,
administratörer, lärare,
förskolepedagoger, konstnärer,
kockar, logistiker, transportörer,
lokalvårdare, biomedicinska
analytiker, apotekare, receptarier,
syskonstödjare, forskare, tekniker,
ingenjörer, postsorterare, tolkar,
sjukgymnaster, logopeder,
arbetsterapeuter, dietister, patologer,
ambulanspersonal,
helikopterpersonal, tvätteriets
personal, ekonomer, jurister,
informatörer, samordnare,
receptionister, bibliotekarier med
flera...

Att läka ett barn kräver teamwork.

Clowns, doctors, surgeons, nurses,
nurse assistants, managers, crew
assistants, secretaries,
administrators, teachers, artists,
chefs, logisticians, conveyours,
cleaners, biomedical scientists,
sibling supporters, pharmacists,
researchers, technicians, engineers,
mail sorters, interpreters,
physiotherapists, speech therapists,
dieticians, ambulance and helicopter
staff, pathologists, laundry staff,
lawyers, information staff,
coordinators, reception clerks,
librarians, to mention some...

Healing a child takes team work!

Långliggarna väcker
motstridiga känslor
när de lämnar oss.

Så tomt det kommer bli efter dig!

Kom inte hit igen!

The long-terms give us
mixed feelings
when they leave us.

It will be so empty without you!

Please, don't come back!

Du skiner upp

när jag kommer in

för att ta ditt blodtryck.

Å ena sidan är det tragiskt

att du har varit här så länge

att du hunnit lära dig

tycka om mig.

Å andra sidan

svämmar mitt hjärta

över av stolthet

över att du ler

mot just mig.

You beam at me

when I come to check

your blood pressure.

On the one hand,

it's sad that you've

been here so long that you have

learned to like me .

On the other hand

my heart is filled with pride

because I'm the one

who gets your smile!

Sitta vak.

Ett uttryck som väcker
starka reaktioner.

Vaka gör man väl när någon ska dö?

Så hemskt!

Lilla pyret sover så gott.

Pappa sover också gott i annat rum,
utsliten efter en lång dags
omvårdnad.

Jag lägger den mjuka
zebrafilten tillrätta
och nynnar lite Brahms.

Hos oss kan vak betyda något annat
än på resten av sjukhuset.

To keep watch by a patient.

An expression that wakes
strong reactions.

Isn't that what you do when
someone is about to die?

That must be so terrible!

The little one sleeps tight.

Daddy also, in another room,
exhausted after a long day of
vigilance.

I place the soft zebra blanket
over the child
and hum some Brahms.

Here, to watch by someone
can mean something else
than at the rest of the hospital.

Men det finns andra sorters vak.

Spetsade öron mot andningsljud.
Skarpa ögon på hudfärg.
Täta kontroller
och vändningar
och insatser
av olika slag.

Inte fullt lika avslappnat
men likväl samma känsla:

Inatt är det du och jag,
lilla vän.

But therer are other watch nights.

Sharp ears and eyes
listening to the breathing sounds
looking at the skin tone.
Frequent checks
and turns
and various tasks.

Not quite as relaxed
but even so the same feeling:

Tonight it's you and me,
little friend.

Lugnet är bedrägligt på barnakuten.

Vaksamma blickar följer varje
vitklädd person som går förbi.

Är det vår tur nu?

Är det du som ska ge besked?

Varför står du bara där?

Aktiviteten sker på andra plan.

Den stående vitklädda väntar också

på
röntgensvar
provsvar
läkare

Även den stillastående
gör allt i sin makt.

Deceptive calm at the Child ER.

Vigilant eyes follow everyone in
white clothes that passes by.

Is it our turn now?
Are you the one with the
information?
Why are you just standing there?

The activity is somewhere else.

The people in the white clothes,
who appears to be just standing
around, are also waiting

on
X-ray results
test results
doctors

Even the motionless
are doing everything in their power.

Upptryckt mot väggen

Hotad av en desperat förälder som
kräver en medicin jag varken kan
eller får lov att ge

är det lite svårare att känna empati.

Pushed up against the wall

Threatened by a desperate parent
who demands a medicine I'm not
qualified nor allowed to give

it's a little harder to feel empathy.

En stadig liten hand om
tracheostomin.

En naturlig

men onaturlig

del av kroppen.

A steady little hand around
the trahceostomy.

A natural

yet unnatural

part of the body.

Med tracheostomi

sätts stämbanden ur funktion.

Inget ljud är så hjärtskärande

som tystnaden hos den

som försöker skrika.

With a trahceostomy

the vocal cords can't function.

The sound of silent cries

is heartbreaking.

När man börjar morra åt den

trilskande respiratorn

och nästan överväger våld

för att få den att uppföra sig

så är det dags att ta en liten paus.

When you start to growl at the

uncooperating respirator

and feel the need to hit it

to teach it how to behave,

it's time for a short break.

Respiratorns puffande

i en jämn ström.

Var tredje sekund

ser en maskin till

att du hålls vid liv.

Och jag ser till maskinen.

A steady stream of puffing

from the respirator.

Every third second

a machine ensures

that you stay alive.

And I watch the machine.

Procentantalet

som överlever barncancer

är idag uppe i 80.

Det ironiska är

att det ofta inte är själva cancern

som dödar.

Det är behandlingen.

The survival percentage

of childhood cancer

is 80.

The irony is

that it's not always the cancer itself

that is lethal.

It's the treatment.

Som en hårlös drottning

låter hon sig stolt skjutsas på

droppställningens fot.

Cytostatika biter inte på livsglädje.

The bold, bald queen

proudly rides on the foot

of the IV pole.

Chemotherapy does not kill

the joy of life.

Den radiostyrda ormen jagar mina
fötter

Hänfört fnitter när jag hoppar
undan.

Bortom droppställningar och sonder

finns det friska barnet.

The radio controlled snake

is chasing my feet

Delighted giggle when I jump to
avoid it.

Behind IV poles and probes

the mind is healthy.

Ett snöre med mössor

hänger i entrén

på barncanceravdelningen

sydda och skänkta

av någon som förstår

av någon som vill hjälpa

av någon som vägrar

låta sig slås ner

av maktlöshet.

Hats on a string at the entrance

to the childhood cancer ward

made and donated

by someone

who understands

and wants to help

by someone who refuses

to be disheartened.

Barncancer.

Folk ryggar nästan tillbaka.

Kan det finnas något värre?

Svaret är

Ja.

Vissa neurologiska sjukdomar

följer bara ett enda spår.

Men jag är inte säker på
att alla orkar veta det.

Childhood cancer.

People almost back away.

Can there be anything worse?

The answer is

Yes.

Some neurological diseases

only follow one path.

But I'm not sure everyone can bear
the knowledge.

Rätten till liv är helig.

Rätten att dö

är det inte.

The right to life is sacred.

The right to die

is not.

Det finns ingen förklaring

Ingen kosmisk rättvisa.

Det finns bara tur

eller otur.

There is no explanation

No cosmic justice.

There is only luck

or misfortune.

Hur tröstar vi den

som fått ett ofattbart besked?

Det gör vi inte.

Det kan vi inte.

Vi bara finns där.

Lägger en hand på en arm.

Hämtar något att dricka.

Lyssnar.

Tyst.

How do we comfort someone

who just got terrible news?

We don't.

We can't.

We try to just be there

Put a hand on their arm

Get them something to drink

Listen

in silence.

Hur kan vi skratta

dricka eftermiddagskaffe

jobba på som vanligt

när hela din värld

just har slagits

i spillror?

För att vi måste.

How can we laugh

take a coffe break

keep on working

as if nothing has changed

when your whole world

has been shattered

into pieces?

Because we have to.

Krya-på-dig-kort

med blå kanin

och hjärtan

Aldrig har något så välmenande
varit så hjärtskärande!

Get-well-card

with a blue rabbit

and hearts

Well-intended
but heartbreaking!

Dubbel börda för den

som sörjer

sitt barnbarn

och lider

med sitt eget barn.

Twice the burden

when you mourn

your grandchild

and ache

for your own child.

Tusenåriga ögon

i en treårig kropp

med grönskimrande hud

ser på mig utan hopp.

Veckan efter är rummet tomt.

Vemodet balanseras av lättnad.

Äntligen får du vila!

Eyes that are a thousand years old

in a three year old body

with a skin that is shimmering
with green

look at me without any hope.

The next week,

the room is empty.

Relief balances the melancholy.

At last you get to rest!

Städar den försummade
föräldrakylen.

Stannar till när handen når

en burk med ett namn

på en som inte längre finns.

Drar några djupa andetag

och kastar den.

Går vidare.

Cleaning the neglected parent fridge.

Stop when my hand reach

a glass jar with the name of someone

who is gone forever.

Take some deep breaths

and throw it away.

Move on.

Vår hud måste vara

av en särskild sort.

Hård nog att kunna gå vidare

men mjuk nog att behålla empatin.

Semipermiabel.

We need a special kind of skin.

Strong enough to move on

but soft enough to keep the empathy.

Semipermeable.

Kökstjänst.

Nybakade hålkakor från Klockrike
sprider sin ljuvliga doft över
avdelningen.

En knatte ser förväntansfullt och
uppfordrande på mig,
med sonden fasttejpad på kinden.

Illamående av cytostatikan
kan han knappt äta alls.

Men...
Kan han få en bit bröd till?

Något bränner till bakom mina
ögonlock.

Det är inte de sorgliga stunderna
som öppnar tårkanalen i det här
yrket.

Det är stunder som dessa!

Kitchen duty.

Freshly baked bread spreads its
delicious scent in the ward.

A toddler looks demandingly at me
with anticipation.

A probe taped to the cheek,
nauseus from chemotherapy
he can't eat much at all.

But...
Could he please have another
slice of bread?

It's not the sad moments
that makes me want to cry.

It's moments like these!

Inte heller det dödsdömda barnet

ger mig tårar i ögonen.

Däremot styrkan och kärleken

hos föräldrarna,

som värderar

varje levande minut.

Nor is it the child

condemned to death

that brings the tears into my eyes.

It's the parents strength and love

when they cherish

every living minute.

Vi måste vara
som en mänsklig barometer.

Läsa av trycket varje gång
vi går in på ett rum.

Driva eller backa?
Skoja eller viska?

Vi måste vara
den situationen kräver
att vi ska vara.

We have to be
like a human barometer.

Read the pressure every time we
enter a room.

Should we push or lay low?
Joke or whisper?

We have to
let the atmosphere
guide us.

Som en snusdosa i en åtsittande
jeansficka
sticker baklofenpumpen upp
under huden.

I framtiden kommer man att
skratta åt
hur klumpigt det såg ut.

Men hellre en snusdosa
än spasticitet
som deformerar din kropp
till en ostbåge.

Like a snuffbox in a tight
jeans pocket
the baclofen pump sticks up
under the skin.

In the future, people will laugh
about how unwieldy it looked.

But rather a snuffbox
than spasticity
that deforms your body
into a cheese doodle.

Under vår lågsäsong

kan vi få utlokaliserade patienter.

En hårig karl på åttan!

Hu så läskigt!

During our off-peak season

we sometimes accept outsorced
patients.

A hairy man in room eight!

Scary!

Den håriga karlen grimaserar

när jag tar bort tejpen över hans
infart.

Med mild röst undrar jag:

Ska jag blåsa såpbubblor?

Han ler.

Nej tack.

Men ett plåster med Bamse

vill han gärna ha!

The hairy man winces

when I remove the tape over the
entrance.

I ask mildly:

Do you want me to blow bubbles?

He smiles.

No thanks.

But he does want a patch

with Barney the Bear!

Tiden på ett sjukhus

går i parallella dimensioner.

Patienterna lever i en,

personalen i en annan.

Stilla väntan

och febril aktivitet

sida vid sida.

The time in a hospital

passes by in parallel dimensions.

The patients live in one,

the staff in the other.

Endless waiting

and hectic activity

side by side.

Epilepsikramper

förvandlar minuter

till timmar.

Epileptic seizures

transforms minutes

into hours.

Från krigshärjade länder kommer de

med gester som enda möjlighet att
kommunicera med oss.

Men ett språk är universellt.

Blicken som säger:

Kunde jag ta det onda från mitt barn

och lägga det på mig själv,

så skulle jag göra det

utan att tveka!

They come from nations torn of war

with gestures as their only way to
communicate with us.

But one language is universal.

The look in the eyes that says:

If I could take the pain away

from my child

and put it on myself

I would do it in a heartbeat!

Anakronismkrock

när nyanlända utmanar

den moderna sjukvården

med medeltidsåkommor.

Anacronism crash

when refugees challenge

modern healthcare

with mediaeval afflictions.

Modern forskning

och gamla vanor

krockar ibland

obönhörligt

Modern research

and old habits

sometimes meet in

a head-on collision.

På ena sidan står vi,

vi ser ett barn med en
muskelsjukdom

som kommer klara sig utmärkt
hemma

med stöd, anpassning och
sjukgymnastik.

På andra sidan står föräldrarna,

oförstående inför hemskickning.

Barnet är ju inte friskt?

Ni måste hitta rätt medicin!

Glappet däremellan är stort.

On one side, there is the staff.

We see a child with a
muscular disease,

that will do fine at home

with enough support, adjustment
and physiotherapy.

On the other side,
there are the parents,
uncomprehendant

How can we send them home?

The child isn't well!

You have to find the right medicine!

The raft between us is deep.

Säga vad man vill om könsroller

men det är oftast fadern

som hanterar sin hjäplöshet

genom att lära sig precis allt

om utrustningen

kring barnet.

Say what you want about
gender roles

but it's mostly the father

who copes with the helplessness

by learning everything

about the equipment

around the child.

I ett regnbågssamhälle

med allt äldre förstagångsföderskor

är det säkrast att be om en

ordentlig presentation

av alla anhöriga.

In a Rainbow community

where people start a family
at a later age

it's best to get a proper introduction

of all the adults around the child

to avoid misunderstandings.

När föräldrar kramar om mig

på IKEA

måste jag ha gjort

någonting rätt!

When I meet parents at IKEA

and they give me a hug

I know I must have done

something right!

Nej tack, det är bra ändå!

Jag säger inte

att vi inte får lov att äta

något som varit inne på
patientsalarna.

Men den såg bra god ut,

den där chokladtårtan!

No thanks, I'm good!

I don't want to tell them

that we're not allowed to eat
anything

that's been inside the patiens' rooms.

But it sure looked tasty,

that chocolate cake!

Innan barnen kommer till oss

heter de sin diagnos.

Scoliosen kommer imorgon.

Men inte när vi väl har träffat dem.

Då kallar vi dem alltid vid
deras namn,

eller numret på deras sal

om vi måste prata om dem diskret.

Någon så söt

kan inte heta pylorusstenos!

Before the children come to us

we call them by their diagnoses.

The scolioses is coming tomorrow.

But not after we've met them.

Then, we always call them by
their name,

or the number of their room

if we need to be discreet.

You can't call someone as cute as this

Pyloric Stenosis!

Jag önskar att viss kunskap

får förbli teoretisk.

Vissa former av brännsår

går bara att få på ett enda sätt.

Låt mig slippa se dem!

I wish that some knowledge

will stay theoretical.

Some types of burn injuries

can only be acquired in one way.

Please, don't let me see them!

Ytterst sällan,

men alltid en gång för mycket

lär vi oss saker om den mänskliga
naturen

som vi inte vill veta.

Very rarely,

but always one time too many,

we learn things about the human
nature

that we don't want to know.

Om Kalle ligger hos oss?

Ledsen, jag får inte berätta det.

Du är hans moster, säger du?

Vad skulle du ha sagt om du var

en journalist som i hemlighet

vill skriva om olyckan?

If we have a Kalle here?

Sorry, I'm not allowed to share
any information.

You say you're his aunt?

What would you have said

if you were a journalist

who secretly wanted to write

about the accident?

En kort tidningsnotis

fyller hela arbetspasset.

A paragraph in the newspaper

fills my entire shift.

Lugna nattpass är lömska.

Nattens Att Göra:

Ta tempen inne på trean

klockan nollfem.

Städa köket.

Förbereda frukosten.

Hur ska jag komma ihåg allt det!

The quiet night shifts are tricky.

On my To Do-list:

Check the temperature

in room three at five AM

Clean the kitchen.

Prepare breakfast

How am I supposed to remember
all that!

Andra nattpass springer vi.
Dra retentioner, byta blöja, tömma
stomin och mata bebisarna på rum
tolv och sjutton varannan timme.
Vända scolioserna var tredje timme
eller när de ber om det
vilket kan vara var tjugonde
minut.Byta isförband varannan
timme på sexan.
Tysta dropp och leta efter
sjuksköterskan.
Avlösa vaket en stund.
Förbereda morgonens preoperativa
duschar.
Ta emot den nya akuta patienten och
lugna föräldrarna.
Torka spyor, hämta bäcken
plus alla ordinarie rutiner.

Tempen på trean klockan nollfem tar
jag mellan ett steg och ett annat.

Other night shifts, we're running.
Take retentions, change diaper,
empty the ostomy and feed the
babies in room twelve and seventeen
every other hour.
Turn the scolioses every third hour
or when they ask for it, which can be
every twenty minutes.
Change the ice band in room six
every other hour.
Silence the IV alarm
and look for the nurse.
Give the person on watch a break.
Prepare the preoperative
morning showers.
Receive the new patient from the ER
and try to comfort the parents.
Clean vomit, get a bed-pan
plus all everynight tasks.

The temperature at 5AM is taken
on the move.

På barnspecialistundersköterske-
utbildningen

saknade jag ett viktigt moment:

Hur man kopplar in Playstation!

One thing I really missed in the

Certified Children's Nurse Assistant
program:

How to set up a Playstation!

Biter ihop när det ringer på fyran

igen
och igen
och igen.

Ingen förstår hur ont det gör!

Varför hämtar du inte smärtlindring

NU?

För att du genom att ringa
en gång i minuten
hindrar mig från att hitta den
som får lov att ge dig medicin!

Tålamodet tryter med den här
patienten, för den beter sig precis
som en vuxen.

I clench my teeth
when room four is beeping

again
and again
and again.

Nobody understands the pain!

Why aren't you getting my
painkillers NOW?

Because you stop me from finding
the nurse when you press the
Redkey every minute!

My patience is running short
because this patient is behaving
just like an adult.

Helt annat tålamod med barnet
som vänt sig bort
och vägrar samarbeta med
arbetsterapeuten.

Uppgiven stämning.

Övriga vuxna samtalar i slussen.

Diskret stänger jag dörren.

Nu är det bara du och jag här.
Du behöver inte göra något,
men får jag låna din arm en stund?

Några sekunders markering.

Fortfarande stel rygg,
men en arm slängs åt mig.

Jag bär blodtryckssiffrorna med mig
som en trofé!

Much more patience with the child
who has turned its back to the
physiotherapist,
refuses to cooperate.

In the dejected atmosphere
the adults leave the room to confer.

Quietly, I shut the door.

It's only me and you now.
You don't have to do anything,
but please let me borrow your arm
for a minute?

Stiff back,
a few seconds to make the point.

Without looking,
an arm is thrown towards me.

I take the blood pressure figures
with me like a trophy!

Nej,

tacksåhemsktmycket,

jag vill inte ha

en grönsnorig puss.

Men tack för att du erbjuder en!

Thanks but no thanks,

I really don't want

a snotslimey kiss

But thanks for offering!

Nu ska jag ner och pärla,

förkunnar patienten glatt.

Lekterapin

kan inte prisas högt nog!

I'm going downstairs to do a
necklace,

says the smiling patient.

Praise the play therapy!

Jag stod upp själv! Utan att hålla i
någon!

Vi jublar
som om det hade varit ett
marathonlopp.

Prestationen är lika stor.

Tröttheten efteråt likaså.

I stood up! All by myself!

We cheer, as though it had been

a Marathon.

The accomplishment is just as great.

So is the fatigue afterwards.

Stolt visar hon upp sin arm

med tapperhetsmedaljen

i form av ett ljustblått

plåster.

Proudly she shows her arm

with the bravery medal

in the shape of a

bright blue patch.

Det är du som träffar barnet mest.

Hur tycker du att han mår?

Överläkaren ser mig rakt i ögonen,

frågar vänligt och respektfullt

och har till fullo förstått

undersköterskans uppgift.

You spend more time than me
with this child.
How does he look to you?

The consultant doctor looks me
straight in the eyes,

asks with kindness and respect,

and has fully understood

the task of the nurse assistant.

Undersköterska

är ingen rangordningstitel.

Vi utför under.

Om någon undrar.

The Swedish word for nurse is
sjuksköterska

and the nurse assistant is called

undersköterska.

The word "under" can be translated
in two ways.

Under as in below
or
Wonder as in miracle.

I know which interpretation I prefer.

Our job is wonderful!

Undersökning.

Under-sökning.

Söker efter

och hoppas på

ett under.

The word for examination

is undersökning.

Searching

and wishing for

a miracle.

Vi kan inte förlita oss

på mirakler.

Men vi kan inte avfärda dem!

We can't rely on miracles.

But we can't dismiss them!

Mamma, doktorn tog bort plåstret!

Jag bryr mig inte om att rätta titeln.

Det är okej.

Jag tar inte illa upp.

Mom, the doctor removed the patch!

I let the title be uncorrected.

It's ok.

I'm not offended.

Med giraffer i öronen

storblommiga strumpor

och krokodiler klistrade på

våra namnskyltar

gör vi vårt bästa för att

ta udden av den vita uniformen.

With giraffe earrings,

flowery stockings

and crocodile stickers

on our nametags,

we do our best to take the edge

of the white uniform.

I princip är jag för
en enhetlig uniform
på sjukuhuset.

Men ibland önskar jag att
vi som inte sticks
kunde få ha en annan färg.

Basically, I approve of the same
uniform for all staff members.

But sometimes I wish that we who
don't handle syringes
could wear a different colour.

Budget

Balansräkning

Marknadsanalys

Nej tack, behåll du ditt jobb!

Jag tar hellre hand om sängkläder

nedsolkade av cytostatikaspyor

och diarré.

Budget

Balance sheets

Market analysis

No thanks, you can keep your job!

I'd rather pick up dirty bed linen,

full with chemotherapy vomit

and diarrhea.

Kanske är det sant

att du varken ser

eller hör

Men någonstans här

finns din själ,

och för den sjunger jag

om rövarna

i Kamomilla stad.

Maybe it's true

that you neither can see

nor hear

But your soul is here somewhere

so I will keep singing.

Att se barnet

som nyss låg i dialys

intuberad och sederad

blygt kika på oss i mammas famn

innan de tar farväl

och veta att jag hade en del i
tillfrisknandet

gör mig så lätt i hjärtat

att jag svävar!

To see the child

who recently went through dialysis

intubated and sedated

shyly peek at us in its mother's arms

when it's time to say goodbye,

knowing that I played a part in the
recovery

makes my heart so light

that I could fly!

Timme
efter dag
efter vecka
efter månad
satt jag hos dig
och sjöng
och läste
och vakade
över ditt liv.

På återbesöket
känner du igen mig.
Ler med hela din lilla kropp,
försöker ordlöst berätta
om allt som hänt.

Lyckan jag känner
når ända ner i tårna.

Såhär värdefull kände jag mig aldrig
i kassan på stormarknaden!

Hour
after day
after week
after month
I sat beside you
singing
reading
waking
keeping you alive.

On the revisit
you recognise me.
You smile with your entire body,
try to tell me stories
without words.

I feel the happiness reach my toes.

I never felt this valuable
in the Supermarket checkout!

Ja, jag har ett underbart arbete
som jag önskar inte behövde finnas.

Men det är inte sjukdom och sorg
som råder på barnsjukhuset.

Det är kärleken!

Yes, I have a wonderful job
that I wish wasn't needed.

But it isn't sorrow and illness
that dominates
in the Children's Hospital.

It's Love!

Tack till/Thanks to

Hien Wollinger som målat det fina
omslaget/who made the beautiful
cover

Magnus Simonsson för fotot/for the
photo

Ninni Forssmed som hjälpt mig
putsa översättningen/who helped me
polish the translation

samt/and

alla fantastiska kollegor, föräldrar
och barn!/all amazing colleagues,
parents and children!

Karin Oswald,

Uppsala den 13 oktober 2016

Karin Oswald was born in Västervik in 1972. She lives in Uppsala with her husband and two children. Below is a list over the books she has published in Swedish.

Karin Oswald är född i Västervik 1972 och bor nu i Uppsala med make och två barn. Följande böcker har tidigare publicerats:

Gravid, 2009
seriebok

Lajv, 2010
seriebok

Välkommen till Mysteria, 2012
om att vara förälder till ett autistiskt barn

En medelmåttas bekännelser, 2015
roman